RECHERCHES ANATOMIQUES

SUR LES

COURBURES NORMALES

DU RACHIS

PAR LE DOCTEUR

PIERRE BOULAND

PREMIER MÉMOIRE

COURBURES ANTÉRO-POSTÉRIEURES NORMALES CHEZ L'HOMME

PARIS

LIBRAIRIE GERMER BAILLIÈRE

RUE DE L'ÉCOLE-DE-MÉDECINE, 17

1872

EXTRAIT DU JOURNAL DE L'ANATOMIE ET DE LA PHYSIOLOGIE
DE M. CH. ROBIN. (N° de juillet 1872.)

RECHERCHES ANATOMIQUES

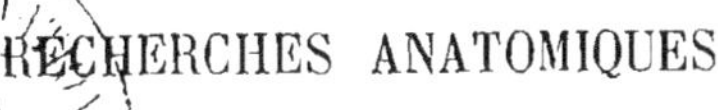

SUR LES

COURBURES NORMALES DU RACHIS

CHEZ L'HOMME ET CHEZ LES ANIMAUX

PREMIER MÉMOIRE

COURBURES ANTÉRO-POSTÉRIEURES NORMALES CHEZ L'HOMME

Guillaume et Ed. Weber ont fixé par leurs recherches la constitution anatomique des courbures antéro-postérieures normales chez l'adulte, mais ils ne se sont occupés ni de l'époque à laquelle elles apparaissent, ni de la manière dont elles se développent, ni de la part proportionnelle que, suivant l'âge, les différentes parties constituantes du rachis prennent à leur production.

D'un autre côté, les anatomistes dont le nom fait autorité se taisent sur ces questions, ou n'émettent que des opinions spéculatives dénuées de preuves. Albinus et Winslow se bornent à dire que le rachis regardé latéralement présente des courbures antéro-postérieures. Fallope ne parle même pas des courbures de l'adulte, tandis que Sabatier ne mentionne que ces dernières. Sœmmering a écrit, il est vrai, que chez les nouveau-nés, la colonne dorsale, considérée dans son ensemble, est recourbée en arrière à cause de la position du fœtus dans la matrice, mais cette courbure, ajoute-t-il, est faible et la colonne se trouve à peu près droite chez les embryons plus jeunes. Bichat est le premier qui soit explicite à ce sujet. « Chez le fœtus, dit-il, la colonne est droite, ou du moins elle ne présente que le commencement à peine sensible des courbures que, dans la suite, elle doit avoir : cette rectitude, ajoute-t-il, dépend de ce que le corps des vertèbres n'étant point développé en devant en totalité, étant arrondi comme nous l'avons vu, n'a point encore les variétés d'épaisseur antérieure et postérieure qui se trouvent par la suite en sens inverse dans chacune des trois régions, et déterminent leurs inflexions opposées (1). »

Ainsi pour Bichat, les vertèbres du fœtus ne présentent pas encore la forme en coin qui détermine les courbures; aussi, selon lui, le rachis à la naissance est-il à peu près droit. Cette erreur s'est propagée jusqu'à nos jours. « Placée sur un plan horizontal, dit Malgaigne, la colonne vertébrale du fœtus présente une rectitude à peu près parfaite (2). »

En résumé, à la naissance, point de courbure fixe, permanente; pour quelques auteurs seulement, une flexion momentanée due à la position du fœtus dans la matrice.

Sous le rapport de l'âge auquel apparaissent les courbures et du mode de leur formation, les notions ne sont pas plus précises. « Les courbures antéro-postérieures, dit Bouvier dans ses leçons cliniques, ne se forment que lentement après la naissance. Elles sont dues à l'action combinée de plusieurs causes, qui presque toutes se rattachent à l'état de station propre à l'homme (3). » Pour Malgaigne, les inflexions multiples du rachis sont tout d'abord temporaires comme l'inflexion unique de la vie intra-utérine ; elles ne deviennent permanentes qu'au bout de quelques années. Dès que l'enfant est replacé dans la position horizontale, c'est-à-dire soustrait à l'action de la pesanteur qui produisait les courbures du rachis, celui-ci revient à la rectitude. Il en est ainsi jusqu'à *six* ou *sept ans* (4). Bichat (5) pensait, au contraire, que l'inégalité dans les dimensions des corps et des fibro-cartilages qui produisent les courbures antéro-postérieures, est un résultat de l'organisation et non du poids des différentes parties sur la colonne vertébrale; Cruveilhier (6) partage cette opinion, et Ludovic Hirschfeld, qui l'adopte aussi, ajoute : « La courbure dorsale antéro-postérieure se montre la première, et existe même chez les personnes qui n'ont jamais marché, et qui

(1) *Anatomie descriptive*, 1801, p. 158.
(2) *Leçons d'orthopédie*, p. 318.
(3) *Leçons cliniques*, p. 327.
(4) *Loc. cit.*, p. 319.
(5) *Loc. cit.*, t. I, p. 122.
(6) *Anatomie descriptive*, 4e édit., t. I, p. 64.

sont restées constamment couchées. Cette courbure n'est donc pas l'effet de la station (1). » Mais cet anatomiste dit, contrairement à Bichat, que les différences de hauteur des corps des vertèbres sont la conséquence et non la cause des courbures, et que de plus, chez différents sujets dont il a mesuré exactement les vertèbres, il n'a pas trouvé de différence entre la hauteur des faces antérieure et postérieure, et que, même chez le vieillard, il y a une différence très-peu sensible (*loc. cit.*). Ces résultats sont en opposition avec ceux qu'ont obtenus les Weber, et pour détruire le travail de ces derniers, une assertion sans preuve est insuffisante.

Sans multiplier inutilement les citations, nous pouvons donc dire qu'aujourd'hui on admet généralement :

1° Qu'à la naissance, le rachis humain ne présente pas de courbures, si on l'examine dans la position horizontale ;

2° Que, jusqu'à l'âge de cinq à six ans, il ne présente que des courbures antéro-postérieures temporaires qui disparaissent dans la position horizontale ;

3° Que les courbures permanentes qui se forment plus tard sont, pour les uns, le résultat de diverses actions mécaniques, tandis que, pour les autres, elles sont le résultat de l'organisation même.

Le travail que j'ai l'honneur de présenter aujourd'hui à l'Académie des sciences a pour objet de rechercher sur quelles bases reposent ces diverses hypothèses, et de les remplacer par l'observation rigoureuse des faits.

Voici maintenant la méthode que j'ai suivie. J'ai choisi avec soin un nombre égal de sujets des deux sexes bien conformés, et indemnes de toute trace de rachitisme. Après avoir séparé la tête et les membres, enlevé les viscères et toutes les parties molles, j'ai placé horizontalement dans du plâtre à mouler, le squelette du tronc, auquel j'avais laissé tous les ligaments et le sternum. Ensuite, à l'exemple de G. et E. Weber, j'ai divisé verticalement le bloc de plâtre et la colonne vertébrale, en faisant passer le trait de scie par le sommet des apophyses épi-

(1) *Nouvel aperçu sur les conditions anatomiques des courbures de la colonne vertébrale chez l'homme.* (*Gaz. des hôp.*, 4 août 1849.)

neuses et le centre des corps vertébraux; j'ai obtenu ainsi une coupe qui représente exactement la forme de la colonne vertébrale, et qui permet de mesurer ses parties constituantes sans changer leurs rapports normaux. On peut objecter à cette préparation qu'elle ne donne pas la forme exacte de la colonne cervicale, parce que la tête a été détachée. Mais il suffira de réfléchir au poids de la tête pour comprendre qu'en la laissant adhérer, sa position dans le plâtre aurait déterminé la forme de la colonne cervicale qui est excessivement flexible, et que, par conséquent, il aurait été impossible de savoir quelle est la configuration propre de cette partie du rachis abandonnée à elle-même.

Dans la première enfance, la mesure exacte des ligaments intervertébraux et des cartilages d'ossification, et plus tard, des épiphyses cartilagineuses, présente une certaine difficulté, parce que ces parties se confondent presque à leur point de jonction. Pour tourner cet obstacle, j'ai noté avec soin la distance qui sépare la face inférieure d'un noyau osseux de la face supérieure du noyau suivant, puis j'ai mesuré séparément chacun des cartilages et le ligament intervertébral qui les unit; la somme de ces trois quantités devait être exprimée par le même chiffre que celui qui représente la distance des deux noyaux osseux. J'ai recommencé l'opération jusqu'à ce que je fusse arrivé à une différence de moins d'un dixième de millimètre : c'est certes plus qu'il n'en faut pour ce genre de recherches. Ce travail de mensuration, qui exige l'emploi de la loupe et du compas, est minutieux, monotone et assez fatigant, surtout lorsqu'on opère sur des nouveau-nés. Mais la cause d'erreur la plus grande provient de la forme des noyaux osseux des corps vertébraux : leurs faces supérieure et inférieure sont convexes en général, et suivant qu'on les mesure un peu plus ou un peu moins près des bords de la coupe, on trouve des chiffres différents. Pour avoir des résultats toujours comparables, j'ai mesuré à une certaine distance des bords antérieur et postérieur de la surface de section; cette distance restait toujours la même pour toutes les colonnes d'une même série.

Je ne veux pas entrer dans les détails de toutes les précautions que j'ai dû prendre pour donner à ces mensurations l'exactitude nécessaire, cependant j'insisterai sur la nécessité d'étudier chaque colonne sans désemparer, afin d'éviter la dessiccation qui se produit très-rapidement, et que l'on ne peut guère combattre avec des linges mouillés, parce que les fibro-cartilages se gonflent à l'eau.

J'ai groupé en quatre séries les pièces que j'ai étudiées.

La première série comprend les rachis des nouveau-nés à terme ;

La seconde, ceux d'enfants de quinze à seize mois environ ;

La troisième, ceux d'enfants de trois ans environ ;

Et la quatrième, ceux d'enfants de cinq ans ou à peu près.

Comme, à l'exception des nouveau-nés, il est assez difficile de se procurer dans les amphithéâtres l'âge des sujets, j'y ai souvent suppléé, en formant mes groupes, d'après la taille d'enfants dont l'âge m'était exactement connu. Je sais que cette manière d'opérer n'est pas à l'abri de la critique, la croissance variant beaucoup d'individu à individu ; mais cette considération ne m'a pas arrêté, parce que je la crois de peu d'importance pour l'objet de mes recherches.

I

FORME DU RACHIS DE LA NAISSANCE A L'AGE DE CINQ ANS.

La coupe que j'ai indiquée montre que chez les enfants la colonne antérieure formée par les corps vertébraux présente deux courbures très-prononcées, dont la rectitude de la ligne épineuse ne permet pas de soupçonner l'existence. C'est donc sur les faces antérieure et postérieure de la tige formée par les corps vertébraux qu'il faut mesurer les courbures.

1re série. — Nouveau-nés.

Courbure cervicale	Corde	42mm
	Flèche	2,5
— dorsale	Corde	78,5
	Flèche	4,25

Dans cette série, les courbures cervicale et dorsale sont constantes, mais la courbure lombaire manque le plus souvent et la flèche varie de 0 à 2 millimètres

2e série.

Taille des sujets		741mm
Longueur du rachis		320
Courbure cervicale	Corde	55
	Flèche	2,5
— dorsale	Corde	127
	Flèche	5,4

La courbure lombaire manque dans la plupart des cas.

3e série.

Taille des sujets		850mm
Longueur du rachis		390
Courbure cervicale	Corde	64
	Flèche	7,5
— dorsale	Corde	150,25
	Flèche	5,75
— lombaire	Corde	91
	Flèche	4,5

Le bassin est fortement incliné en avant, la courbure lombo-sacrée a une flèche de 16 millimètres.

4e série.

Taille des sujets		963mm
Longueur du rachis		425
Courbure cervicale	Corde	74
	Flèche	6
— dorsale	Corde	166
	Flèche	5
— lombaire	Corde	99
	Flèche	4

Le sacrum a presque la même inclinaison que chez l'adulte.

Ainsi, à la naissance, indépendamment de l'angle sacro-vertébral, le rachis présente toujours deux courbures supérieures en sens inverse, et quelquefois une troisième, inférieure, ayant la même direction que la courbure cervicale.

Pendant la première année, le rachis paraît conserver la même configuration ; mais vers la fin de la seconde année, la courbure lombaire commence à devenir plus fréquente ; à partir de cette époque, la colonne vertébrale présente, dans la majorité des cas, les trois courbures que l'on constate chez l'adulte ; enfin vers cinq ans, le rachis a toutes ses inflexions antéro-postérieures normales.

II

CONSTITUTION ANATOMIQUE DES COURBURES ANTÉRO-POSTÉRIEURES.

En plaçant une tige droite et rigide dans le canal rachidien d'un nouveau-né, on peut effacer complétement les courbures; cependant il existe toujours une petite concavité en avant, au niveau des trois premières vertèbres dorsales; mais aussitôt que le rachis est abandonné à lui-même, il reprend sa forme primitive. Si l'on excise le ligament *commun antérieur* au niveau de chaque articulation intervertébrale, la petite courbure dont je viens de parler subsiste toujours; il faut diviser les segments d'anneaux antérieurs des fibro-cartilages interarticulaires pour la voir s'effacer en partie; après leur section, la colonne abandonnée à elle-même ne revient plus à sa forme primitive. C'est vers l'âge de cinq à six ans seulement que la section du ligament commun antérieur semble favoriser, jusqu'à un certain point, l'effacement de la courbure dorsale.

Ligament commun postérieur. — Ce ligament m'a paru sans action sur les courbures cervicale et lombaire: la section n'a pas modifié l'élasticité de ces régions lorsque j'ai eu soin de ménager l'intégrité des fibro-cartilages intervertébraux.

Ligaments jaunes. — J'ai coupé tous les ligaments jaunes de la région cervicale sur des colonnes appartenant aux différents âges que j'ai mentionnés, et j'ai toujours vu se reproduire la courbure antéro-postérieure aussitôt que mon doigt abandonnait l'atlas sur lequel il appuyait; l'élasticité ne paraissait pas avoir diminué. Cette flexion à convexité antérieure se maintient alors même que la colonne a été placée horizontalement, les apophyses épineuses dirigées directement en haut. A la région lombaire j'ai obtenu les mêmes résultats. Si, à la section des ligaments jaunes, on ajoute celle du ligament *cervical postérieur* et des ligaments *interépineux du cou*, on voit que la courbure cervicale diminue lorsque la colonne est placée horizontalement, et que, dans la position verticale, cette courbure ne paraît pas se reproduire avec la même force qu'avant la section : ce dernier fait ne devient appréciable qu'à partir de l'âge de quatre à cinq ans. Jusqu'à cette époque, le ligament cervical postérieur et le ligament interépineux n'ont aucune influence appréciable sur la courbure cervicale.

En résumé, l'espèce de gaîne ligamenteuse qui envelope la colonne vertébrale n'est pour rien dans la production des courbures que cette dernière présente; il faut donc chercher leur origine dans les éléments constituants du rachis lui-même, c'est-à-dire dans la vertèbre et dans le fibro-cartilage interarticulaire. C'est ce que nous allons faire séparément pour chacune des régions cervicale, dorsale et lombaire.

A. *Courbure cervicale.*— Nous avons vu qu'à la naissance la courbure cervicale est constante et que sa flèche est en moyenne de 2^{mm},5 ; mais chez beaucoup de sujets, elle est, à cette époque, de 4 millimètres : elle augmente avec l'âge, sans cependant suivre une progression régulière, car le chiffre moyen de la flèche cervicale de la troisième série est 7^{mm},5, tandis que celui de la quatrième série n'est que 6 millimètres, quoique ce groupe soit composé d'enfants ayant presque deux ans de plus que ceux de la troisième série. Étudions maintenant les corps vertébraux et les ligaments interarticulaires de la région cervicale.

PREMIÈRE SÉRIE.

Dans la première série, les corps vertébraux présentent, en général, un peu plus d'élévation en avant. J'ai trouvé en moyenne 1^{mm},57 de plus dans ce sens, ainsi qu'on le voit dans le tableau résumé ci-dessus, tandis que les fibro-cartilages interarticulaires sont en général symétriques, ou du moins ne présentent qu'une très-légère inégalité, tantôt dans un sens, tantôt dans un autre; mais à cet âge, le corps des vertèbres est en grande partie cartilagineux ; il est donc nécessaire de mesurer séparément le noyau osseux et le cartilage d'ossification qui se trouve au-dessus et au-dessous; c'est ce que j'ai fait pour chacune des pièces qui m'ont servi à ce travail.

J'ai trouvé plusieurs fois que tous les noyaux osseux étaient plus épais en avant; que, dans ce sens, leurs épaisseurs réunies présentaient jusqu'à 1mm,70 de plus que dans l'autre. Par contre, la couche cartilagineuse avait, en avant, un dixième de millimètre de moins qu'en arrière; les ligaments intervertébraux offraient, en avant, une augmentation de près d'un millimètre ; il résultait de cette disposition qu'en somme il y avait, en avant, 2mm,50 de plus qu'en arrière (tableau 1 *bis*).

Chez d'autres sujets, la totalité des noyaux osseux et des disques intervertébraux avait 1mm,40 de moins en avant qu'en arrière ; dans ce cas, la courbure cervicale était produite exclusivement par les cartilages d'ossification, qui présentaient seuls plus de hauteur en avant (tableau n° 1).

Résumé du tableau des moyennes des hauteurs antérieure et postérieure de la région cervicale des rachis de la 1re série.

	MOYENNE DES HAUTEURS		DIFFÉRENCE entre les hauteurs antérieure et postérieure.
	antérieure.	postérieure.	
	mm.	mm.	mm.
Noyaux osseux	13,900	13,650	+0,250
Cartilages d'ossification	12,425	11,105	+1,320
Hauteur des corps vertébraux	26,325	24,755	+1,570
Ligaments intervertébraux	5,235	5,19	+0,040
Hauteur totale de la région moins l'atlas et l'axis	31,560	29,930	+1,610

2e SÉRIE.

Dans la deuxième série, qui comprend les enfants de quinze à seize mois, la différence entre le côté convexe et le côté concave est plus prononcée; elle est de 3mm,15 en moyenne. Les corps vertébraux ont 1,05 de moins en avant qu'en arrière, ce qui résulte de l'amincissement des épiphyses cartilagineuses, dans le premier sens, tandis que les noyaux osseux ont, au contraire, 0mm,65 de plus en avant. C'est surtout par l'inégalité des fibro-cartilages intervertébraux que la courbure est produite. En effet, ils présentent, en avant, 4mm,20 de plus qu'en arrière.

Résumé du tableau des moyennes de la 2e série.

	MOYENNE DES HAUTEURS		DIFFÉRENCE entre les hauteurs antérieure et postérieure.
	antérieure.	postérieure.	
	mm.	mm.	mm.
Os	19,80	19,15	+0,65
Épiphyses cartilagineuses	13,80	15,50	—1,70
Hauteur des corps vertébraux	33,60	34,65	—1,05
Ligaments intervertébraux	9,45	5,25	+4,20
Hautr de la région entière moins l'atlas et l'axis	43,05	39,90	+3,15

3e SÉRIE.

Dans la troisième série (tableau n° 3), nous trouvons la même disposition des ligaments interosseux, qui offrent 7mm,30 de plus en avant qu'en arrière; mais comme les corps vertébraux ont 1mm,15 de moins en avant, il en résulte qu'en somme la colonne cervicale n'a que 6mm,10 de plus en avant qu'en arrière.

Résumé du tableau des moyennes de la 3e série.

	MOYENNE DES HAUTEURS		DIFFÉRENCE entre les hauteurs antérieure et postérieure.
	antérieure.	postérieure.	
	mm.	mm.	mm.
Os	19,90	22,00	—2,10
Épiphyses cartilagineuses	19,95	19,00	+0,95
Hauteur des corps vertébraux	39,85	41,00	—1,15
Ligaments intervertébraux	15,50	8,20	+7,30
Hautr de la région entière moins l'atlas et l'axis	55,35	49,20	+6,10

Dans cette série, l'amincissement en avant des noyaux osseux m'a paru très-accusé, et les cartilages épiphysaires ne compensent guère qu'une partie de cette différence. Quant au rôle des fibro-cartilages, il est nettement prononcé ; ils ont tous plus de hauteur en avant ; quelques-uns dans la série précédente offraient encore la disposition inverse.

4e SÉRIE.

La quatrième série (tableau n° 4) présente les mêmes dispositions que la troisième. La courbure est produite par les ligaments intervertébraux et les épiphyses cartilagineuses ; les noyaux osseux ont moins de hauteur en avant qu'en arrière ; il y a 4mm,30 de différence, qui ne sont qu'incomplétement compensés par les épiphyses, de sorte que les corps vertébraux ont 1,85mm de moins en avant. C'est, on le voit, à peu près comme chez l'adulte, où les fibro-cartilages, d'après G. et E. Weber, présentent en plus, en avant, à peu près le tiers de leur hauteur totale, tandis que les corps osseux ne contribuent à la courbure que pour $\frac{1}{13}$ environ de leur dimension verticale.

Résumé du tableau des moyennes de la 4e série.

	MOYENNE DES HAUTEURS		DIFFÉRENCE entre les hauteurs antérieure et postérieure.
	antérieure.	postérieure.	
	mm.	mm.	mm.
Os	24,10	28,40	— 4,30
Épiphyses cartilagineuses	18,70	16,25	+ 2,45
Hauteurs des corps vertébraux	42,80	44,65	— 1,85
Ligaments intervertébraux	16,75	10,15	+ 6,60
Hautr de la région entière moins l'atlas et l'axis	59,55	54,80	+ 4,75

B. *Courbure dorsale.* — La région dorsale, prise dans son entier, offre à l'œil une courbure que l'on peut mesurer par une corde ; mais, comme cette dernière se confond ordinairement avec le bord antérieur des deux ou trois dernières vertèbres dorsales ; que, d'un autre côté, ces vertèbres sont ordinairement plus hautes en avant qu'en arrière, ce qui est l'inverse des autres, il est rationnel de ne comprendre dans l'étude de la courbure dorsale que les vertèbres qui concourent à la former ; c'est ce que j'ai fait.

1re SÉRIE.

La courbure dorsale comprend, dans la première série, les dix premières vertèbres et les dix premiers fibro-cartilages ; en haut, la mesure part de la face supérieure de la première dorsale.

La différence totale entre le côté concave et le côté convexe est de 6mm,675 au profit du dernier. Dans ce chiffre, les corps vertébraux figurent pour 3mm,20, et les ligaments intervertébraux pour 3,475.

Résumé du tableau des moyennes de la 1re série.

(Ce résumé ne comprend que les dix premières dorsales.)

	MOYENNE DES HAUTEURS		DIFFÉRENCE entre les hauteurs antérieure et postérieure.
	antérieure.	postérieure.	
	mm.	mm.	mm.
Os	44,15	48,550	—4,40
Épiphyses cartilagineuses	21,275	20,075	+1,20
Hauteur des corps vertébraux	65,425	68 625	—3,20
Ligaments intervertébraux	6,65	10,125	—3,475
Hauteur des dix premières vertèbres dorsales	72,075	78,750	—6,675

Ces résultats moyens ne font pas ressortir certaines particularités intéressantes (tableaux 1 et 1 *bis*). Ainsi, la forme des noyaux osseux est à peu près constante : presque tous sont moins hauts en avant, mais le cartilage compense pour plusieurs cette différence, de sorte que le corps vertébral entier est alors symétrique. Il en est même quelques-uns pour lesquels y a plus que compensation, et qui, en somme, présentent une légère augmentation de hauteur en avant. Tantôt c'est le cartilage supérieur qui est plus épais dans un sens, et l'inférieur plus mince ; tantôt on rencontre la disposition inverse ; tantôt un seul est inégal, etc... *En un mot, l'ossification paraît suivre une marche régulière indépendante de la forme du cartilage dans lequel elle se développe.* Je ne saurais trop insister sur ce fait, parce que j'aurai à y revenir dans un autre travail sur les courbures pathologiques du rachis.

2e SÉRIE.

Dans la seconde série, la courbure ne comprend encore que les dix premières dorsales, dont les noyaux osseux sont à peu près régulièrement moins hauts en avant : ils présentent 4mm,60 de moins dans ce sens. C'est à leur forme qu'est due principalement l'incurvation de cette région, car on trouve assez souvent une diminution de hauteur en arrière des cartilages et des ligaments intervertébraux, ce qui tend à affaiblir la courbure.

Résumé du tableau des moyennes de la 2e série.

	MOYENNE DES HAUTEURS		DIFFÉRENCE entre les hauteurs antérieure et postérieure.
	antérieure.	postérieure.	
	mm.	mm.	mm.
Os..........................	65,40	70,00	—4,60
Épiphyses cartilagineuses...........	25,30	25,15	+0,15
Hauteur des corps vertébraux.......	90,70	95,15	—4,45
Ligaments intervertébraux..........	15,05	13,35	+1,70
Hauteur des dix premières vertèbres..	105,76	108,50	—2,75

3e SÉRIE.

Les neuf premières vertèbres dorsales seulement concourent à former la courbure dans cette série. Elles ont, en avant, 2mm,785 de moins qu'en arrière. Les noyaux osseux présentent bien une différence de 4mm,125, mais comme les épiphyses cartilagineuses offrent, au contraire, une augmentation en avant, de 1m,340, il en résulte une compensation partielle. C'est surtout aux deuxième, quatrième, cinquième, sixième et septième corps vertébraux que la forme en coin des noyaux est le plus prononcée ; il n'est pas rare de trouver un amincissement égal au 1/7 de la hauteur de l'os, et il est telle colonne où les os présentent, en avant, une différence de 6 millimètres.

Résumé du tableau des moyennes de la 3e série.

	MOYENNE DES HAUTEURS		DIFFÉRENCE entre les hauteurs antérieure et postérieure.
	antérieure.	postérieure.	
	mm.	mm.	mm.
Os	70,525	74,650	—4,125
Épiphyses cartilagineuses	27,340	26,000	+1,340
Hauteur des corps vertébraux	97,865	100,650	—2,785
Ligaments intervertébraux	12,200	13,450	—1,250
Hauteur des neuf premières dorsales	110,065	114,100	—4,035

Les fibro-cartilages interarticulaires présentent encore quelques irrégularités : tantôt ils sont plus hauts en avant, tantôt c'est en arrière; leur somme cependant exprime, en moyenne, une hauteur antérieure moindre de 1mm,250.

QUATRIÈME SÉRIE.

Résumé du tableau des moyennes de la 4e série.

	MOYENNE DES HAUTEURS		DIFFÉRENCE entre les hauteurs antérieure et postérieure.
	antérieure.	postérieure.	
	mm.	mm.	mm.
Os	107,95	115,05	—7,10
Épiphyses cartilagineuses	38,90	39,25	—0,35
Hauteur des corps vertébraux	146,85	154,30	—7,45
Ligaments intervertébraux	21,35	19,25	+2,10
Hauteur de la région dorsale entière	168,20	173,55	—5,35

La forme en coin des corps vertébraux est ici des plus accusées. Ils ont, en avant, 7mm,10 de moins qu'en arrière : les épiphyses cartilagineuses offrent dans le même sens une très-légère différence qui atteint à peine un demi-millimètre. Quant aux fibro-cartilages, ils ont, en moyenne, 2mm de hauteur en plus en avant, mais comme chez un nombre assez notable de sujets, on rencontre la disposition inverse, je n'attache à cette moyenne qu'une valeur très-relative, tandis que la forme des corps vertébraux (os et épiphyses cartilagineuses) présente le même caractère dans toute la série.

C. *Courbure lombaire.* — Nous avons vu que, chez le nouveau-né, cette courbure n'est pas constante : tantôt elle fait défaut, tantôt, au contraire, elle est très-appréciable. Mais, alors même qu'elle manque, on trouve que la colonne lombaire a plus de hauteur en avant qu'en arrière ; cette différence représente, en moyenne, 2^{mm},95. Ordinairement les os, les cartilages d'ossification et les fibro-cartilages interarticulaires, concourent à la fois à former ce chiffre. Cependant on voit assez souvent un de ces éléments présenter une diminution en avant, sans qu'il soit possible de saisir aucune régularité dans ce fait : il m'a paru que dans tous les cas où la flèche de la courbure lombaire est commensurable, la hauteur des fibro-cartilages interarticulaires est plus grande en avant : la différence peut égaler le tiers de la hauteur totale des ligaments de la région, tandis que dans les cas où la flèche est *o*, les fibro-cartilages sont moins hauts en avant.

Dans la deuxième série, la courbure lombaire ne se rencontre pas encore régulièrement ; elle présente les mêmes modifications que dans la première série. Je ne m'y arrêterai pas pour éviter les redites.

Dans la troisième série l'inflexion lombaire commence à être constante : la flèche est assez variable, mais on peut toujours la mesurer. La courbure est due à l'inégalité des fibro-cartilages, qui sont plus élevés en avant. Cette différence varie du cinquième au tiers de leur hauteur totale. Les os y ont, en général, peu de part, mais les épiphyses cartilagineuses, par leur inégalité très-accusée, donnent dans certains cas plus de hauteur, en avant, aux corps vertébraux. Je l'ai trouvée quelquefois égale à la somme des épiphyses (5^{mm} sur 23^{mm}). Il n'est pas rare cependant de rencontrer la disposition inverse, c'est-à-dire la hauteur des épiphyses moindre en avant, mais alors la différence ne dépasse guère un dixième.

Résumé du tableau des moyennes de la 3e série.

	MOYENNE DES HAUTEURS antérieure.	MOYENNE DES HAUTEURS postérieure.	DIFFÉRENCE entre les hauteurs antérieure et postérieure.
	mm.	mm.	mm.
Os...........................	60,550	60,025	+0,525
Épiphyses cartilagineuses...........	21,300	19,745	+1,555
Hauteur des corps vertébraux........	81,850	79,770	+2,080
Ligaments intervertébraux..........	17,350	13,100	+4,250
Hauteur de la région...............	99,200	92,870	+6,330

Dans la quatrième série, la présence de la courbure lombaire est la règle, mais ordinairement elle n'est pas accusée par la ligne épineuse; la flèche est encore très-variable. La différence entre la convexité et la concavité est de 11mm,20 dans lesquels les fibro-cartilages représentent 9mm,95 et les corps vertébraux, 1mm,25 seulement. Malgré cette disposition si accusée des ligaments, on en trouve encore quelques-uns qui ont moins de hauteur en avant qu'en arrière; ce sont ordinairement le premier et le second qui, dans ce cas, appartiennent à la courbure dorsale.

Résumé du tableau des moyennes de la 4e série.

	MOYENNE DES HAUTEURS. antérieure.	MOYENNE DES HAUTEURS. postérieure.	DIFFÉRENCE entre les hauteurs antérieure et postérieure.
	mm.	mm.	mm.
Os............................	62,95	61,30	+ 1,65
Épiphyses cartilagineuses...........	20,05	20,45	— 0,40
Hauteur des corps vertébraux.	83,00	81,75	+ 1,25
Ligaments intervertébraux..........	30,75	20,80	+ 9,95
Hauteur de la région entière........	113,75	102,55	+11,20

CONCLUSIONS.

L'étude particulière que nous venons de faire de chacune des courbures antéro-postérieures normales peut se résumer dans les propositions suivantes :

1° Contrairement à l'opinion généralement admise aujourd'hui, le rachis humain normal présente, à l'époque de la naissance :

A. Une courbure cervicale à convexité antérieure, dont la corde est en moyenne de 42^{mm} et la flèche, de $2^{mm},5$;

B. Une courbure dorsale à concavité antérieure, formée par les dix ou onze premières vertèbres dorsales, ayant une corde de $78^{mm},5$ et une flèche, de $4^{mm},25$;

C. Enfin, quelquefois une courbure lombaire à convexité antérieure, qui fait le plus souvent défaut ;

2° Ces courbures ne sont appréciables que sur la colonne antérieure, c'est-à-dire celle qui est formée par les corps vertébraux ; la colonne apophysaire étant complétement droite dans la position horizontale ;

3° Les ligaments périphériques et les ligaments jaunes ne contribuent en rien à la formation de ces courbures, qui persistent au même degré alors même que ces ligaments ont été divisés ;

4° Chez le nouveau-né, la courbure cervicale est due tantôt aux cartilages d'ossification des corps vertébraux, qui présentent plus d'épaisseur en avant qu'en arrière, les noyaux osseux de forme ovoïde et légèrement aplatis ayant dans ce cas les deux faces à peu près d'égale hauteur ; tantôt, au contraire, elle résulte de l'inégalité des noyaux osseux, qui ont alors plus de hauteur en avant, les cartilages étant à peu près d'égale épaisseur. Le rôle des fibro-cartilages intervertébraux n'est pas encore bien déterminé à cet âge. C'est à partir de la seconde année que l'importance de ces ligaments s'accuse de plus en plus, de telle sorte que, vers quatre ou cinq ans, la courbure cervicale résulte à peu près exclusivement de l'inégalité de leur hauteur, ainsi qu'on l'observe du reste chez l'adulte ;

5° La courbure dorsale, à la naissance, comprend, en général, les dix ou onze premières vertèbres dorsales et les dix premiers disques intervertébraux ; la corde a 78^{mm},5 et la flèche, 4^{mm},25 en moyenne. Tous les noyaux osseux de ces vertèbres sont régulièrement moins hauts en avant qu'en arrière ; il en est de même des fibro-cartilages interarticulaires. Mais le cartilage d'ossification, situé au-dessus et au-dessous des noyaux osseux, est tantôt plus épais, tantôt plus mince en avant qu'en arrière. Ce fait prouve que la marche de l'*ossification n'est pas réglée par la forme primitive du cartilage, dans lequel elle se développe*, ensuite que la courbure dorsale appartient au système rachidien lui-même, puisqu'elle se manifeste au fur et à mesure que l'évolution organique de celui-ci s'accomplit.

Cette courbure se maintient à peu près avec les mêmes traits pendant les quatre ou cinq premières années. Vers cette époque, la forme en coin des vertèbres est des plus prononcées ; la corde a 166^{mm},5 et la flèche, 5^{mm} en moyenne. Les épiphyses cartilagineux et les disques intervertébraux présentent bien encore des irrégularités, mais elles sont trop faibles pour neutraliser les effets de l'ossification qui s'est montrée, dès l'origine, avec les caractères que l'on trouve chez l'adulte ;

6° La courbure lombaire fait le plus souvent défaut à la naissance ; lorsqu'elle existe, elle résulte ordinairement de l'épaisseur, en avant, des fibro-cartilages interosseux. La forme des corps vertébraux (noyaux osseux et cartilages) y contribue rarement. C'est vers l'âge de deux ans et demi à trois ans que la courbure lombaire commence à devenir plus constante ; la corde mesure, en moyenne, 91^{mm} et la flèche, 4^{mm},5, mais la constitution anatomique est encore très-variable : cependant on peut considérer l'inégalité de hauteur des ligaments interarticulaires comme un fait à peu près constant. A l'âge de quatre ans et demi à cinq ans, l'inflexion lombaire existe toujours ; elle résulte, comme chez l'adulte, presque exclusivement de la forme des fibro-cartilages interarticulaires. La corde est, en moyenne, de 33^{mm} et la flèche, de 4^{mm}.

En résumé, les courbures cervicale et dorsale que présente la colonne vertébrale chez l'homme résultent de son organisation même, et non de l'action combinée de différentes causes se rattachant à la station bipède. En cela, le rachis humain, ainsi du reste que je le démontrerai dans un second mémoire, paraît obéir aux mêmes lois que celui des animaux chez lesquels on retrouve les courbures que nous venons d'étudier. Mais il s'en écarte quant à la courbure lombaire, qui ne devient constante que lorsque l'enfant a déjà commencé à marcher.

NOTA. Les unités, dans les tableaux suivants, sont des millimètres.

Au lieu du tableau général des moyennes de la première série, j'ai donné (tableaux 1 et 1 bis) les mesures de deux pièces de cette série qui présentent des particularités intéressantes.

La pièce du tableau n° 1 n'a que onze vertèbres dorsales.

Tableau n° 1. — 1re série, nouveau-nés.

Région	Numéros des corps vertébraux.	HAUTEUR des noyaux osseux : Antérieure.	Postérieure	Moyenne.	des cartilages d'ossification : Antérieure.	Postérieure	Moyenne.	des disques : Antérieure.	Postérieure	Moyenne.	DIFFÉRENCE entre les hauteurs antérieure et postérieure : des os.	des cartilages d'ossific.	des disques
Région cervicale.	2	0,00	0,00	10,50	1,00	1,10	1,00				+0,50	−0,10	
								1,00	1,00	0,50			0,00
	3	2,50	3,00	2,75	1,45 1,50	1,00 1,00	1,00 1,00				−0,50	+0,45 +0,50	
								0,80	1,00	0,30			−0,20
	4	2,50	2,60	3,50	1,25 1,50	1,00 1,00	1,00 1,10				−0,10	+0,25 +0,50	
								1,00	0,90	0,75			+0,10
	5	3,00	2,75	3,00	1,00 1,50	1,10 1,00	1,00 1,25				+0,25	−0,10 +0,50	
								0,60	1,00	0,75			−0,40
	6	3,00	3,00	3,25	1,00 1,50	1,00 1,00	1,00 1,50				0,00	0,00 +0,50	
								1,00	1,00	0,60			0,00
	7	3,50	3,75	3,80	1,00 1,50	1,00 1,50	1,00 1,00				−0,25	0,00 0,00	
								0,70	1,00	0,75			−0,30
		14,50	15,10	26,80	14,20	11,70	11,85	5,10	5,90	3,65	−0,60	+2,50	−0,80
Région dorsale.	1	3,40	3,50	4,50	1,00 1,50	1,10 1,05	0,80 1,00				−0,10	−0,10 +0,45	
								0,80	1,00	0,75			−0,20
	2	4,00	4,50	5.00	1,65 1,10	1,00 1,30	0,85 0.90				−0,50	+0,65 −0,20	
								0,80	1,00	0,60			−0,20
	3	4,50	5,00	5,00	1,00 1,10	1,00 1,45	0,90 1,00				−0,50	0,00 −0,35	
								0,50	1,00	0,60			−0,50
	4	4,00	5,00	5,00	1,05 1,10	1,00 1,15	0,90 1,00				−1,00	+0,05 −0,05	
								0,65	1,00	0,75			−0,35
	5	4,40	4,90	5,00	1,00 1,50	1,00 1,00	0,75 1,00				−0,50	0,00 +0,50	
								0,50	0,55	0,50			−0,05
	6	4,80	5,10	5,00	1,00 1,25	0.95 0,90	1,00 1,00				−0,30	+0,05 +0,35	
								0,45	1,10	0,75			−0,65
	7	4,85	4,95	5,00	1,10 1,00	0,90 1,00	1,00 1,00				−0,10	+0,20 0,00	
								0,50	0,65	0,85			−0,15
	8	4,70	5,15	5,10	1,00 1,20	0,90 0,90	0,75 1,00				−0,45	+0,10 −0,30	
								0,75	1,00	0,55			−0,25
	9	5,00	6,00	5,75	1.10 1.25	0,90 0,90	1,10 0,80				−1,00	+0,20 +0,35	
								1,00	1,00	0,50			0,00
	10	5,00	6,00	6,00	1,00 1,25	0,80 1,00	0,80 1,00				−1,00	+0,20 +0,25	
								1,20	1,00	0,50			+0,20
	12	5,80	6,50	6,50	1,00 1,10	1,05 1,00	1,00 1,00				−0,70	−0,05 +0,10	
		50,45	56,60	57,85	25,25	22,25	20,55	7,15	9,30	6,35	−6,15	+2,40	−2,15
Région lombaire.								1,50	1,50	0,80			0,00
	1	5,90	5,00	7,00	1,45 1,25	1,00 1,30	0,80 1,00				+0,90	+0,45 −0,05	
								1,50	1,75	0,70			−0,25
	2	5,50	6,00	7,00	1,25 1,15	1,00 1,50	1,00 1,00				−0,50	+0,25 −0,35	
								2,00	1,50	1,00			+0,50
	3	6,15	6,50	7,50	1,00 1,50	1,00 1,00	1,00 1,10				−0,35	0,00 +0,50	
								1,75	1,45	1,00			0,30
	4	6,50	6,65	7,95	1,50 1,70	1,00 1,75	1,00 1,40				−0,15	+0,50 −0,05	
								2,50	1,00	1,10			+1,50
	5	6,00	6,00	7,00	1,45 1,50	1.50 1,05	1,00 1,15				0,00	−0,05 +0.45	
								2,00	1,50	1,00			+0,50
		30,05	30,15	36,45	13,75	12,10	10,45	11,25	8,70	5,60	−0,10	+1,65	+2,65

Tableau n° 1 *bis*. — 1re série, nouveau-nés.

Numéros des corps vertébraux.		HAUTEUR des os Antérieure.	HAUTEUR des os Postérieure	HAUTEUR des os Médiane.	HAUTEUR des cartilages d'ossification Antérieure.	HAUTEUR des cartilages d'ossification Postérieure	HAUTEUR des cartilages d'ossification Médiane.	HAUTEUR des disques Antérieure.	HAUTEUR des disques Postérieure	HAUTEUR des disques Médiane.	DIFFÉRENCE entre le devant et le derrière des os.	DIFFÉRENCE entre le devant et le derrière des cartil. d'ossif.	DIFFÉRENCE entre le devant et le derrière des disques
Région cervicale.	2	0,00	0,00	9,80	1,00	1,00	1,00						
								1,00	1,00	0,60			
	3	2,10	2,20	2,90	1,00 1,25	1,00 1,00	0,90 1,00				—0,10	0,00 +0,25	
								1,30	1,00	0,90			+0,30
	4	2,40	2,25	3,00	0,80 1,10	1,00 1,00	0,75 0,90				+0,15	—0,20 +0,10	
								1,40	1,00	0,90			+0,40
	5	2,60	2,20	3,25	1,00 1,10	1,00 1,00	0,70 1,00				+0,40	0,00 +0,10	
								1,10	1,00	0,65			+0,10
	6	2,90	2,45	3,25	1,00 1,10	0,90 1,35	0,90 0,90				+0,45	+0,10 —0.25	
								0,60	0,80	0,70			—0,20
	7	3,30	2,50	3,90	1,10 1,20	1,10 1,40	0,60 0,95				+0,80	0,00 —0,20	
								1,40	1,10	0,70			+0,30
		13,30	11,60	26,10	11.65	11,75	9.60	6,80	5,90	4,45	+1,70	—0,10	+0,90
Région dorsale.	1	3,50	3,50	4,10	1,00 1,00	1,00 1,10	0,60 1,00				0,00	0,00 —0,10	
								0,60	0,90	0,50			—0,30
	2	4,00	4,00	4,50	0,90 1,00	1,00 1,10	0,55 0,65				0,00	—0,10 —0,10	
								0,60	1,00	0,60			—0,40
	3	4,20	4,40	4,60	0,90 1,10	1,00 1,00	0,65 0,90				—0,20	—0,10 +0,10	
								0,50	1,00	0,45			—0,50
	4	4,25	4,50	4,50	0,90 1,40	1,00 1,00	0,90 0,90				—0,25	—0,10 +0,40	
								0,60	1,10	0,45			—0,50
	5	4,00	5,00	4,50	0,90 1,10	0,90 1,10	0,75 1,00				—1,00	0,00 0,00	
								0,50	0,65	0,50			—0,15
	6	4,50	5,00	4,75	1,00 1,10	1,00 1,00	0,90 0,90				—0,50	0,00 +0,10	
								0,50	1,50	0,50			—1,00
	7	4,80	5,40	5,15	0,90 1,10	1,00 1,10	0,65 0,95				—0,60	—0,10 0,00	
								0,50	1,10	0,50			—0,60
	8	4,80	4,80	5.25	0,80 1,00	1,05 1,05	0,80 1,00				0,00	—0,25 —0,05	
								0,80	1,55	0,50			—0,75
	9	4,50	5,00	5,10	0,70 1,00	0,90 0,90	1,00 0,90				—0,50	—0,20 +0,10	
								0,80	0,75	0,50			+0,05
	10	5,00	5,40	5,30	0,70 1,00	0,75 1,00	0,90 0,90				—0,60	—0,05 0,00	
								0,75	1,40	0,60			—0,65
	11	5,25	5,50	5,50	0,75 1,25	0,60 1,00	0,60 0,75				—0,25	+0,15 +0,25	
								1,00	1,50	1,10			—0,50
	12	5,50	5,00	6,00	1,25 1,10	0,90 1,00	0,75 0,50				+0,50	+0,35 +0,10	
		54,30	57,50	59,55	23,85	23,45	19,40	7,15	12,45	6,20	—3,20	+0,40	—5,30
								1,25	1,50	1,00			—0,25
Région lombaire.	1	6,00	5,90	6,50	1,10 1,00	0,90 1,10	0,50 0,70				+0,10	+0,20 —0,10	
								1,40	1,50	1,10			—0,10
	2	6,40	6,00	7,00	1,00 1,30	0,90 1,00	0,70 1,00				+0,40	+0,10 +0,30	
								1,60	1,70	0,90			—0,40
	3	6,50	6,00	6,90	1,30 1,40	1,10 1,10	1,00 1,00				+0,50	+0,20 +0,30	
								1,75	2,00	0,80			—0,25
	4	6,10	6,10	7,00	1,25 1,50	1,10 1,20	0,80 1,10				0,00	+0,15 +0,30	
								1,60	2,00	0,95			—0,40
	5	5,50	5,50	6,00	1,50 1,10	1,00 1,25	1,00 1,00				0,00	+0,50 —0,15	
		30,50	29,50	33,40	12,45	10,65	8,80	7,60	8,70	4,75	+1,00	+1,80	—1,10

Tableau n° 2. — 2e série, moyennes des enfants de 15 à 16 mois.

Numéros des corps vertébraux.		HAUTEUR des os Antérieure.	des os Postérieure	des os Moyenne.	des cartilages épiphysaires Antérieure.	des cartilages épiphysaires Postérieure	des cartilages épiphysaires Moyenne.	des disques Antérieure.	des disques Postérieure	des disques Moyenne.	DIFFÉRENCE entre les hauteurs antérieure et postérieure des os.	des cartilages épiphys.	des disques.
Région cervicale.	2	0,00	0,00	17,15	1,50	1,50	1,00				0,00	0,00 0,00	
								2,10	1,10	1,50			+1,00
	3	3,50	3,90	4,50	1,00 1,40	1,50 1,25	1,00 1,00				−0,40	−0,50 +0,15	
								1,00	1,50	1,00			−0,50
	4	3,60	3,50	4,50	1,00 1,50	1,25 1,50	1,00 1,00				+0,10	−0,25 0,00	
								1,50	0,80	1,20			+0,70
	5	4,00	3,50	4,50	1,00 1,15	1,40 1,40	1,00 0,95				+0,50	−0,40 −0,25	
								1,60	0,60	1,35			+1,00
	6	4,10	3,50	4,50	1,10 1,40	1,40 1,40	0,95 1,00				+0,60	−0,30 0,00	
								1,85	0,75	1,60			+1,10
	7	4,50	4,75	5,00	1,25 1,50	1,40 1,50	1,00 1,00				−0,25	−0,15 0,00	
								1,40	0,50	1,15			+0,90
		19,80	19,15	40,15	13,80	15,50	10,90	9,45	5,25	7,80	+0,65	−1,70	+4,20
Région dorsale.	1	5,00	6,00	5,90	1,50 1,15	1,60 1,15	1,00 1,00				−1,00	−0,10 0,00	
								2,20	1,15	1,60			+1,05
	2	6,00	6,45	6,40	1,15 1,40	1,15 1,00	1,00 1,00				−0,45	0,00 +0,40	
								1,40	1,00	1,50			+0,40
	3	6,00	6,50	6,50	1,00 1,25	1,00 1,40	1,00 1,00				−0,50	0,00 −0,15	
								1,25	0,70	1,80			+0,55
	4	6,70	7,40	6,65	1,00 1,10	1,40 1,00	1,00 1,10				−0,70	−0,40 +0,10	
								1,80	1,50	1,65			+0,30
	5	6,70	7,00	7,00	1,10 1,50	1,00 1,20	1,10 1,00				−0,30	+0,10 +0,30	
								1,00	1,10	1,50			−0,10
	6	6,50	7,00	7,15	1,00 1,80	1,20 1,40	0,80 0,90				−0,50	−0,20 +0,40	
								1,45	1,40	1,45			+0,05
	7	7,10	7,00	7,50	1,15 1,10	1,00 1,50	0,90 0,75				+0,10	+0,15 −0,40	
								1,45	1,50	1,50			−0,05
	8	7,00	7,50	7,50	1,10 1,50	1,00 1,25	0,75 0,90				−0,50	+0,10 +0,25	
								1,50	1,50	1,80			0,00
	9	7,00	7,75	8,00	1,25 1,50	1,50 1,50	0,75 0,75				−0,75	−0,25 0,00	
								1,50	1,50	2,00			0,00
	10	7,40	7,40	8,50	1,25 1,50	1,50 1,40	0,75 0,75				0,00	−0,25 +0,10	
								1,50	2,00	2,00			−0,50
	11	8,20	8,00	8,75	1,50 1,25	1,15 1,40	0,75 0,70				+0,20	+0,35 −0,15	
								2,00	2,00	2,60			0,00
	12	8,75	8,50	8,60	1,50 1,50	1,40 1,50	0,70 1,00				+0,25	+0,10 0,00	
		82,35	86,50	88,45	31,05	30,60	20,65	17,05	15,35	19,40	−4,15	+0,45	+1,70
								2,50	2,20	1,75			+0,30
Région lombaire.	1	9,10	8,90	10,60	1,50 1,25	1,60 1,50	0,50 0,75				+0,20	−0,10 −0,25	
								2,50	2,50	2,70			0,00
	2	10,60	9,75	11,00	1,25 1,25	1,50 1,50	0,75 0,80				+0,85	−0,25 −0,25	
								2,70	3,00	3,40			−0,30
	3	10,50	10,50	11,00	1,25 1,60	1,50 1,65	0,80 1,00				0,00	−0,25 −0,05	
								3,00	3,00	3,40			0,00
	4	9,75	10,50	10,60	1,60 2,00	1,35 1,50	1,00 1,00				−0,75	+0,25 +0,50	
								3,30	3,00	3,50			+0,30
	5	9,70	9,15	10,00	1,50 2,00	1,50 1,50	1,00 1,50				+0,5$_5$	0.00 +0,50	
		49,65	48,80	53,20	15,20	15,10	9,10	14,00	13,70	14, 7	+0,85	+0,10	+0,30

Tableau n° 3. — 3e série, moyennes des enfants de 3 ans environ.

Région	Numéros des corps vertébraux.	HAUTEUR des os — Antérieure.	des os — Postérieure	des os — Médiane.	des cartilages épiphysaires — Antérieure.	des cartilages épiphysaires — Postérieure	des cartilages épiphysaires — Médiane.	des disques — Antérieure.	des disques — Postérieure	des disques — Médiane.	DIFFÉRENCE entre le devant et le derrière — des os.	des cartil. épiphys.	des disques.
Région cervicale.	2	0,00	0,00	20,00	2,40	2,00	1,50					+0,40	
								3,60	1,60	2,25			+2,00
	3	4,00	4,00	4,50	1,50 2,00	2,00 1,60	1,40 1,50				0,00	−0,50 +0,40	
								2,50	1,50	2,10			+1,00
	4	4,00	4,00	4,75	1,50 1,50	1,90 1,50	1,40 1,00				0,00	−0,40 0,00	
								2,50	1,50	2,60			+1,00
	5	3,00	4,00	4,50	2,00 1,75	2,00 1,75	1,00 1,00				−1,00	0,00 0,00	
								2,00	1,00	2,50			+1,00
	6	4,40	4,40	5,00	2,00 2,00	1,75 1,50	1,00 1,25				0,00	+0,25 +0,50	
								2,50	1,50	2,40			+1,00
	7	4,50	5,60	5,15	1,80 1,50	1,50 1,50	1,00 1,00				−1,10	+0,30 0,00	
								2,40	1,10	1,60			+1,30
		19,90	22,00	44,90	19,95	19,00	13,05	15,50	8,20	13,45	−2,10	+0,95	+7,30
Région dorsale.	1	6,45	6,70	6,92	1,30 1,45	1,00 1,55	1,00 1,05				−0,25	+0,30 −0,05	
								1,50	1,25	1,40			+0,25
	2	7,12	7,73	7,65	1,25 1,30	1,00 1,80	1,00 1,25				−0,61	+0,25 −0,50	
								1,70	1,20	1,45			+0,50
	3	7,90	7,25	8,15	1,15 1,55	1,45 1,75	1,00 1,20				+0,65	−0,30 −0,20	
								1,27	1,25	1,45			+0,02
	4	7,87	8,55	8,40	1,37 1,87	1,25 1,67	0,87 1,15				−0,68	+0,12 +0,20	
								1,10	1,47	1,37			−0,37
	5	7,83	8,37	8,00	1,30 1,75	1,17 1,50	0,85 1,00				−0,54	+0,13 +0,25	
								0,83	1,43	1,37			−0,60
	6	8,00	8,80	9,07	1,37 1,90	1,07 1,47	1,00 1,07				−0,80	+0,30 +0,43	
								1,25	1,83	1,75			−0,58
	7	7,87	8,63	8,77	1,30 1,63	1,33 1,55	0,87 1,05				+0,76	−0,03 +0,08	
								1,70	1,65	2,33			+0,05
	8	8,25	8,75	9,00	1,65 1,75	1,75 1,75	0,95 1,12				−0,50	−0,10 0,00	
								1,47	1,77	2,37			−0,30
	9	8,87	9,00	9,25	1,50 1,85	1,37 1,70	1,00 1,12				−0,13	+0,13 +0,15	
								1,37	1,63	2,25			−0,26
	10	10,12	9,50	10,00	1,35 1,72	1,65 1,80	1,25 1,25				+0,62	−0,30 −0,08	
								1,43	2,33	2,30			−0,90
	11	10,63	9,87	10,75	1,57 1,85	1,70 2,05	1,05 1,17				+0,76	−0,13 −0,20	
								1,65	1,75	1,95			−0,10
	12	11,25	10,07	11,75	1,50 2,23	1,87 2,17	1,12 1,50				+1,18	−0,37 +0,06	
		102,16	103,22	107,71	37,46	37,37	25,89	15,27	17,56	99,99	−1,06	+0,09	−2,29
								1,63	1,98	2,05			−0,35
Région lombaire.	1	11,55	11,50	12,20	1,75 2,00	1,83 1,88	1,25 1,48				+0,05	−0,08 +0,12	
								3,15	2,50	2,95			+0,65
	2	11,75	12,55	12,88	1,65 2,28	1,75 2,13	1,18 1,18				−0,80	−0,10 +0,15	
								3,23	2,03	3,70			+1,20
	3	12,25	12,60	13,13	2,00 2,50	2,13 1,95	1,13 1,50				−0,35	−0,13 +0,55	
								3,25	2,68	3,45			+0,57
	4	12,38	12,63	12,35	2,00 1,80	2,00 2,05	1,95 1,58				−0,25	0,00 −0,25	
								3,95	2,55	3,88			+1,40
	5	12,63	11,25	12,00	1,63 2,20	2,00 2,08	1,58 1,75				+1,38	−0,37 +0,12	
		60,56	60,53	62,46	19,81	19,80	14,58	15,21	11,74	16,03	+0,03	+0,01	+3,47

Tableau n° 4. — 4e série, moyennes des enfants de 5 ans environ.

		HAUTEUR des noyaux osseux.			HAUTEUR des cartilages épiphysaires			HAUTEUR des disques.			Différence de hauteur entre le devant et le derrière.		
	Numéros des corps vertébraux.	Antérieure.	Postérieure	Moyenne.	Antérieure.	Postérieure	Moyenne.	Antérieure.	Postérieure	Moyenne.	des os.	des cartil. épiphys.	des disques.
Région cervicale.	2	0,00	0,00	19,00	0,00 2,50	0,00 1,50	0,00 1,40					+1,00	
								3,00	2,00	3,25			+1,00
	3	4,25	5,00	4,60	1,40 1,60	1,55 1,50	1,00 1,00				−0,75	−0,15 +0,10	
								2,60	1,70	3,00			+0,90
	4	4,60	5,45	5,00	1,40 1,65	1,50 1,50	1,00 1,10				−0,85	−0,10 +0,15	
								2,40	1,60	3,00			+0,80
	5	4,50	5,50	5,25	1,75 2,20	1,50 1,45	1,10 1,00				−1,00	+0,25 +0,75	
								2,40	1,25	3,10			+1,15
	6	5,00	5,75	5,55	1,60 2,00	1,50 1,50	1,10 1,15				−0,75	+0,10 +0,50	
								3,15	1,60	3,10			+1,55
	7	5,75	6,70	5,50	1,25 1,35	1,15 1,60	1,00 1,00				−0,95	+0,10 −0,25	
								3,20	2,00	3,50			+1,20
		24,10	28,40	44,00	18,70	16,25	11,85	16,75	10,15	18,95	−4,30	+2,45	+6,60
Région dorsale.	1	6,50	8,00	7,40	1,10 1,50	1,90 1,50	1,10 1,00				−1,50	−0,80 0,00	
								2,80	1,50	2,75			+1,30
	2	7,50	8,80	8,60	1,25 1,60	1,50 1,40	1,00 1,10				−1,30	−0,25 +0,20	
								2,10	1,00	2,60			+1,10
	3	8,15	8,80	8,50	1,50 1,45	1,70 1,55	1,00 1,00				−0,65	−0,20 −0,10	
								2,00	1,10	2,90			+0,90
	4	8,45	9,45	9,00	1,25 1,60	1,60 1,50	2,00 1,10				−1,00	−0,35 +0,10	
								1,75	1,50	1,75			+0,25
	5	8,00	9,45	9,00	1,20 1,60	1,40 1,00	1,10 1,15				−1,45	−0,20 +0,60	
								1,60	1,05	1,70			+0,55
	6	7,80	8,75	9,40	1,75 1,90	1,60 2,00	1,15 1,10				−0,95	+0,15 −0,10	
								1,55	1,20	1,70			+0,35
	7	8,30	9,10	9,40	1,40 1,30	1,40 1,50	1,10 1,20				−0,80	0,00 −0,20	
								1,85	1,90	2,10			−0,05
	8	9,00	9,70	9,50	1,85 2,00	1,85 1,90	1,20 1,15				−0,70	0,00 +0,10	
								1,85	2,25	3,10			−0,40
	9	10,75	10,00	10,00	1,75 2,00	1,60 1,75	1,15 1,00				+0,75	+0,15 +0,25	
								2,00	2,60	3,15			−0,60
	10	10,50	10,50	10,00	1,60 1,85	1,75 1,50	1,40 1,25				0,00	−0,15 +0,35	
								1,85	2,70	3,00			−0,85
	11	11,50	10,75	11,50	1,75 1,90	2,00 1,60	1,60 1,10				+0,75	−0,25 +0,30	
								2,00	2,45	3,20			−0,45
	12	11,50	11,75	12,00	1,75 2,05	1,75 2,00	1,00 1,25				−0,25	0,00 +0,05	
		107,95	115,05	114,30	38,90	39,25	28,20	21,35	19,25	27,95	−7,10	−0,35	+2,10
								2,50	3,15	3,10			−0,65
Région lombaire.	1	12,20	12,75	13,40	1,90 2,00	1,25 2,00	1,20 1,00				−0,55	+0,65 0,00	
								3,75	3,20	4,50			+0,55
	2	12,50	13,00	14,10	1,90 2,10	1,70 2,00	0,95 1,00				−0,50	+0,20 +0,10	
								4,75	3,00	4,75			+1,75
	3	13,00	13,40	13,75	1,75 2,10	2,00 2,50	0,75 0,70				−0,40	−0,25 −0,40	
								4,90	3,00	5,65			+1,90
	4	12,25	12,00	13,75	2,00 2,40	2,25 2,50	0,90 1,50				+0,25	−0,25 −0,10	
								6,65	4,75	6,15			+1,90
	5	13,00	10,15	13,00	1,70 2,20	2,25 2,00	1.10 1,75				+2,85	−0,55 +0,20	
								8,20	3,70	6,45			+4,50
		62,95	61,30	68,05	20,05	20,45	10,85	30,75	20,80	30,60	+1,65	−0,40	+9,95

PARIS. — IMPRIMERIE DE E. MARTINET, RUE MIGNON, 2.

www.ingramcontent.com/pod-product-compliance
Ingram Content Group UK Ltd.
Pitfield, Milton Keynes, MK11 3LW, UK
UKHW012307240726
13966UKWH00004B/1689

9 782012 970991